VOILA
LE CHOLÉRA!

QU'EN FERONS-NOUS?

PAR

LE BONHOMME FRANCHARD

> Ne meurt du choléra que qui veut.
>
> *(L'un des médecins de l'Empereur.)*

Prix : 1 fr. 50 cent.

PARIS

CHEZ TOUS LES LIBRAIRES

1865

TRAITOLOGIE DU CHOLÉRA

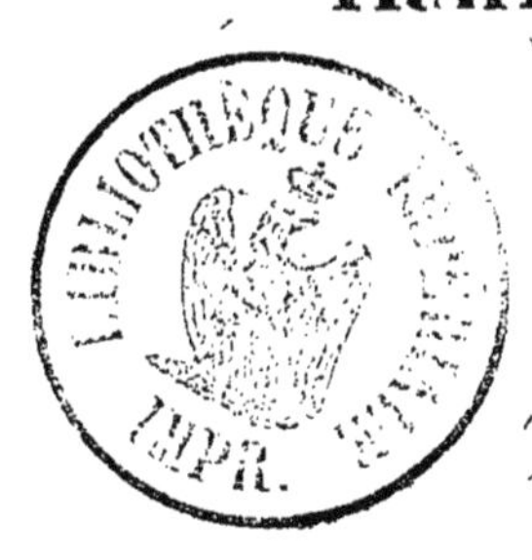

1865

PARIS

IMPRIMERIE BALITOUT, QUESTROY ET C⁰

7, RUE BAILLIF, 7

TRAITOLOGIE [1]

DU

CHOLÉRA

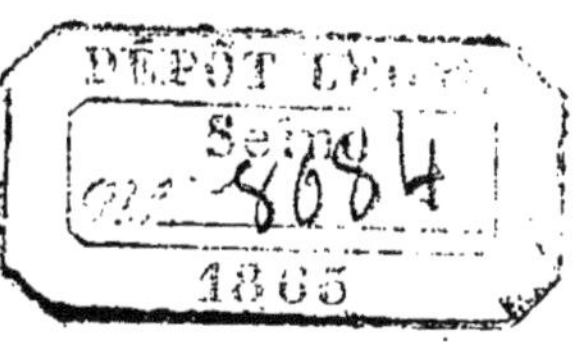

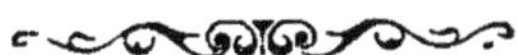

Deux avis valent mieux qu'un, exemple : Hippocrate dit oui, et Galien dit non ; il y a choix : à plus forte raison trois et un plus grand nombre, aussi n'en ferons-nous pas faute à nos aimables lecteurs ou lectrices ; je dis nous, car un mien ami, qui s'y connaît un peu, m'a chargé de scripturer aussi ses idées.

Et d'abord, qu'est-ce que le choléra ? En vrai musulman, nous dirons : le choléra, c'est le choléra ; et l'évitera qui voudra ! Voici la recette d'Eugénie Léporis :

> « Veux-tu du choléra éviter le hasard,
> « Fuis d'abord, va-t-en loin, et ne reviens que tard. »

Non Nostradamus dùm falsa damus... Pardonnez, chères lectrices, ce langage barbare que vous comprenez aussi bien que le jargon médical, lors même qu'il est débité à la tribune académique pour l'édification des auditeurs bénévoles et la plus grande gloire de l'orateur. D'aucuns l'ont défini : une maladie qui vous fait aller du haut, du bas, de tous les bouts à la fois, qui vous fait suer comme des batraciens, qui vous cramponne, qui vous convertit en négrillons ou en mulâtres, et qui finit par vous étrangler court et net comme des pigeons, sans crier : gare ; sans laisser à la médecine le temps de gagner sa petite vie, à l'apothicaire de

---

(1) Nous demandons pardon à la langue française de cette expression mais nous n'en avons pas trouvé qui rendît mieux notre idée.

vous clystériser selon l'art, ne voulant être profitable qu'aux croque-morts, qu'à ceux qui vivent de casuel, qu'aux héritiers impatients et stupéfaits de voir qu'en ce monde il n'y a pas de mal sans bien, et que le système des compensations d'Azaïs n'était déjà pas si bête.

D'autres n'y voyant qu'un fléau (c'est une vue rétrospective empruntée au peuple-roi) qui, en pareille occurence, à la suite de ses pasteurs, montait solennellement au Capitole y planter un clou pour y suspendre le fléau, sans doute, c'était bien simple?

> Dites-moi donc, d'où vient que le progrès
> Ne l'à pas remplacé par un crochet?

Ce serait plus solide, plus sûr, plus social, puisque ce serait plus cher, plus élégant même en employant un crochet rnolzé. D'autres, dis-je, n'y voyant qu'un fléau terrible envoyé de Dieu pour châtier les hommes et les femmes de leurs inconséquences, de leurs versatilités, de leurs apostasies, de leurs perversités et de nombreuses autres qualités défectives; que vouloir arrêter ses ravages par des moyens qui ne rapportent rien, c'est damnable et condamnable, c'est vouloir inutilement entraver les décrets de la Providence.

Le choléra est à nos portes ! qu'en ferons-nous, qu'en ferez-vous? Tel est le cri qui retentit à l'approche de ce déplaisant visiteur; et les uns de répondre, nous l'attraperons (ne vous y fiez pas, il pourrait bien vous emporter tout en plaisantant); et les autres, nous l'attendons de pied ferme, c'est plus brave mais peut-être pas plus raisonnable, nous ne voulons pas dire que la fermeté ne soit un moyen de lui résister, mais assurément c'est un moyen souvent insuffisant et qui demande aide et protection matérielle; l'inscience du danger même n'en préserve pas : voyez plutôt les enfants ?

C'est qu'il ne suffit pas de fermer les yeux pour ne pas tomber dans un précipice qui s'ouvre sous vos pas; il faut savoir le franchir, ou reculer, ou passer à côté, en un mot l'éviter, et pour cela il faut ou y croire ou le voir. Mais il y a des aveugles volontaires; il y a des aveugles par calcul, il y a des aveugles par imitation, il en est de même des croyants! Une citation suffit pour le prouver : — M. Chambay, médecin des épidémies à Alençon, communique par écrit à l'Académie que : « La veuve Granger, du village de la Rousse-lière, était arrivée de Paris avec un nourrisson, le 28 mai dernier. Deux jours après, l'enfant tombe malade du choléra et meurt dans la journée. Le 3 juin, la femme Granger éprouve les symptômes d'un choléra foudroyant et succombe au bout de douze heures. Le 8 juin, la femme H......, qui avait enseveli l'enfant et donné des soins à la femme Granger, éprouve les atteintes de la maladie et expire le 14. Le 16, le mari de cette femme meurt dans les vingt-quatre heures, en proie à la même maladie. La femme F..., proche voisine, qui a donné des soins à la femme Granger et a aidé à l'ensevelir, a également été atteinte. D'autres personnes qui avaient été en communication avec les malades précédents ont éprouvé des cholérines à des degrés variables, mais sans résultat funeste. Avant l'arrivée de la femme Granger à la Rousselière, il n'existait dans ce village aucun cas de choléra. » M. Brochard, médecin des épidémies, à Nogent-le-Rotrou, envoie une note analogue. (*Abeille médicale*, 1849, page 195.) L'Académie en a reçu vingt semblables sans que cela ait suffi pour éclairer sa religion. C'est que, voyez-vous, l'Académie est composée d'hommes qui ont besoin de vivre ; elle est dans une position délicate, et ce n'est pas la première fois ; sous le règne de Louis-Philippe, il plut à un ministre de lui poser cette question à brûle pourpoint : « La peste est-elle contagieuse? » Abasourdie par une question aussi incongrue, elle demande le temps de se remettre, et, après réflexion, finit par répondre : Monsieur le ministre, puisque vous êtes notre maître, vous devez en savoir plus que nous sur la question que vous nous faites, et comme vous doutez de la chose, nous sommes bien forcés de déclarer que la question n'est pas résolue et qu'il faut envoyer des médecins sur les lieux pour étudier le fait.

On sentait le besoin d'un choléra non contagieux, on a dû en commander un de cette nature à l'Académie. De là, la négation de toute contagion par les plus dévoués et l'abstention par les plus convaincus ; entre ces deux castes extrêmes est venue se grouper celle des épidémiciens, celle des sporadiques, celle des infectieux; celle des habiles n'a pu se faire jour; elle devait produire l'heureux adjectif qui aurait voulu dire à la fois contagieux et non contagieux. Eh! qu'ai-je dit, grand Dieu! Ευρεκα; je l'ai trouvé! oui, Messieurs! le choléra est *habile* à se transmettre ou se communiquer selon les circonstances; il ne s'agit que d'être un tantinet légiste pour comprendre la chose. Voilà un résultat auquel personne ne se serait attendu! Les épidémiciens pourtant avaient presque atteint le but, si le mot épidémique n'était presque le synonyme de contagieux, tellement qu'on ne peut pas séparer l'idée de contagion de celle d'épidémie, jamais l'une n'allant sans l'autre. Mais enfin, la question étant résolue, n'en parlons plus.

Cependant, un prince de la science, qui tient le haut du pavé dans la capitale du monde le plus civilisé, propose sérieusement l'aération et le plessimétrisme comme méthode générale de traiter le choléra. C'est trop curieux pour ne pas vous la faire connaître en quelques lignes. Et d'abord je dirai à ceux qui ne sont pas initiés, que le plessimètre est un petit jouet avec lequel on tapotte sur les malades ou les maladies pour en connaître l'étendue. (Celle-ci a les deux dimensions, longueur et largeur; c'est en surface qu'elle s'évalue; au-dessous de 9 centimètres carrés, ce n'est rien; au-dessus de 27, c'est au-dessus des ressources de l'art; voilà les deux limites.) Cela fait, ayez quatre poteaux, comme ceux des fils télégraphiques, mais plus haut, fichés en terre, deux à deux, en carré long, à quatre et six pieds de distance; ils doivent être munis chacun d'une poulie au moins, qui pourra se fixer dans chacun des trous pratiqués à demi-mètre l'un de l'autre, depuis le deuxième mètre, qui correspond au choléra de 9 centimètres carrés, jusqu'au dernier trou, qui correspond à 27 centimètres carrés. Placez alors votre cholérique sur un lit de sangle à fond de réseau, attachez les cordeaux qui passent sur les poulies aux quatre coins du lit de sangle, et faites-le hisser à la hauteur correspondante, à son degré de maladie. C'est bien simple, comme vous voyez, et si vous avez bien compris, vous ferez aussi bien que l'inventeur! Toute médaille à son revers. Des paysans de la Bretagne ont voulu économiser les poteaux, et se sont contentés de porter leurs malades au haut des montagnes voisines et les ont plantés là! On les a traités de barbares!

Une exécution académique (*Abeille*, p. 304). — M. J. Guérin lit, au nom de la Commission du choléra, un rapport sur une médication proposée par M. le docteur Guibert, comme moyen de prévenir et de guérir le choléra.

Cette méthode, que l'auteur considère « comme un moyen infaillible de sauver tous les cholériques, et dont l'efficacité constante lui a été démontrée par une expérience journalière toujours heureuse, » consiste dans les moyens suivants : ipécacuanha, cataplasmes de farine de lin sur le ventre, et quatre ou cinq lavements d'eau de guimauve, avec quelques cuillerées d'huile, puis des purgatifs avec le sel d'Epsom ou de Glauber.

Son traitement préservatif consiste à porter un sachet de camphre ou un emplâtre de poix de Bourgogne sur l'estomac, à vivre de viandes, d'œufs, de soupes grasses, etc.

La Commission se réservant de discuter, dans son rapport général (qui n'aura jamais lieu), les différentes médications proposées contre le choléra, ne croit pas devoir s'arrêter plus longtemps sur la communication de M. Guibert, qui ne se distingue de beaucoup d'autres du même genre que par la confiance exceptionnelle avec laquelle l'auteur propose ou reproduit ce qu'il y a de plus vulgairement connu. Elle propose, en conséquence, de répondre au ministre :

1° Que la médication proposée par M. Guibert rentre dans les méthodes les plus anciennement employées contre le choléra;

2° Qu'elle est fort loin de jouir de l'efficacité que ce médecin lui attribue;

3° Que sa communication, dépourvue de tout caractère scientifique et de toute observation pratique, ne mérite, sous aucun rapport, de fixer l'attention. (Adopté.) (Que l'Académie n'a-t-elle fait fonctionner son robinet si apte à la délivrer de ses immondices?)

Voici enfin quelque chose de moins déraisonnable (*Abeille*, page 320). M. Plouviez adresse une note sur le traitement prophylactique et curatif du choléra, qu'il résume en ces termes :

« Le mal asiatique a une marche spéciale contre laquelle il faut des mesures et des agents particuliers. Les efforts des médecins échoueraient la plupart du temps, comme l'expérience l'a prouvé, si dorénavant les personnes étrangères à l'art de guérir ne leur venaient en aide, en usant au besoin, pendant leur absence, de moyens qui arrêtent pour ainsi dire à coup sûr les préludes de l'affection cholérique épidémique. Supprimer les prodrômes, exciter la sueur, voilà le principal spécifique. »

C'est bien dit, seulement un peu bref ou un peu tronqué, et mon ami prétend que des trois indications mises en avant, aucune n'est suffisante ; la première, qui fait appel aux personnes étrangères à l'art de guérir, devrait être ainsi rédigée : « Pour le choléra, chacun doit être son médecin : 1° il ne craindra pas d'en manquer ; 2° s'il ne réussit pas, il saura à qui s'en prendre ; 3° pour ce genre de maladie, le gouvernement ayant la faculté de fabriquer des médecins à la minute, chacun a bien assez de science pour être le sien.» La seconde, qui est de supprimer les prodrômes, est parfaite ; mais comment? Ah! je comprends, tous les moyens sont bons, pourvu qu'on arrive à ce résultat ; et M. le docteur a voulu laisser à chacun la liberté de s'ingénier et de s'ingérer celui ou ceux qui lui conviendraient le mieux. J'espère que c'est beau de sa part! La troisième indication est d'exciter la sueur? Avec quoi donc? Avec tout ce que vous voudrez, n'importe, pourvu que vous suyez! On a vu au quinzième siècle saint Willibrob conseiller et exécuter la procession dansante sur un parcours de plus d'une demi-lieue. On a vu les soldats de Crimée mis au pas gymnastique, mais sans l'entrain du procédé plus haut ; ce peut être bon pour faire suer les masses ; mais les individus? Chacun suivra son penchant. C'est encore une latitude un peu embarrassante? Dansez, chantez, jouez à vous faire suer.

LE CHOLÉRA CHEZ LES ANIMAUX. — On a pu lire dans plujournaux politiques la note suivante, rédigée d'après une correspondance des Indes-Orientales (*Abeille*, p. 156):

« Dans les premiers jours du mois de mars dernier, époque, comme on sait, où le choléra commençait à prendre, parmi nous, une certaine intensité, l'île de Pinang, dans le détroit de Malacca, était alarmée par l'apparition subite de cette terrible épidémie.

Là, comme à Paris, c'est dans les hôpitaux qu'on a observé les premiers cas et le plus grand nombre nombre de décès. (Ouf! c'est juste, à tout seigneur, tout honneur. Qui diable autre aurait pu réclamer tels priviléges? fournir le germe de la maladie, avoir le plus de victimes! En vérité, c'est incroyable, et pourtant c'est aux quinze-vingts (un hôpital) qu'on a observé les premiers aveugles? et à peine avant est-il fait mention d'un ou deux cas (dans l'Écriture-Sainte). Mais le choléra de Pinang offre en outre cette particularité remarquable, qu'il sévit avec plus de rigueur sur la race chevaline que sur l'homme. (C'est absolument comme à présent en Angleterre; il atteint aussi bien et plus la race bipède que la quadrupède : voilà ce que c'est, c'est bien fait, il ne fallait pas qu'ils y aillent, aux Indes! C'est à eux que les autres peuples de l'occident doivent le bienfait de ces épidémies modernes, signes certains du progrès rétrograde. En effet, c'est eux qui ont innocenté la contagion au bénéfice de leur commerce sans retard; un premier pas fait, il n'a plus fallu que l'imitation pour achever le reste. Les autres nations ont donné tête baissée dans le piége anglican; elles en récoltent les produits!) A tel point que, dix jours après l'invasion du fléau, on comptait déjà soixante chevaux de morts, et un nombre à peu près égal dans un état désespéré. (Soixante chevaux de morts, c'est plus que soixante femmes *de* crevés, dans aucuns pays : excusez, chères lectrices, le langage un peu trop égalitaire du journalisme; on aurait dit en ancien style, pour se justifier, que crever est plus noble que mourir; on dit aujourd'hui que c'est plus égalitaire, voilà tout.) Aussi était-il difficile de se procurer une voiture (quel chagrin pour les piétons? et ceux qui n'ont pas d'argent, c'est-à-dire les quatre-vingt-dix-neuf centièmes de la population), même à des prix exorbitants, et les loueurs qui avaient encore quelques chevaux valides les gardaient soigneusement à portée de recevoir de prompts secours, en cas de maladie. (Ils n'auraient pas fait de même, eux; et combien de parents n'en feraient pas autant! — Tire la ficelle, ma femme.)

Si l'épidémie prenait en Europe le même caractère (pas possible), nous éprouverions probablement des pertes plus considérables encore, vu que nos chevaux mangent beaucoup plus de vert que les chevaux malais. (D'où il faut conclure que les bipèdes ont d'autant plus de choléra qu'ils brouttent plus de broutaille verte? La conséquence suivante est bestialement de rigueur : Brutes bipèdes, ne brouttez pas de broutaille verte et vous n'aurez pas le choléra.)

Dans les autres contrées de l'Inde où le choléra a éclaté depuis un an, les cas sont peu nombreux, mais fort graves; on n'y a observé nulle part que la race chevaline ait subi les moindres atteintes, ce qui doit faire espérer que le fait, jusqu'à présent isolé, de Poulo-Pinang ne se reproduira pas ailleurs. (A la bonne heure ! voilà l'article consolation qui vient à point, et je pense qu'un bout de paraphrase ne sera pas moins à sa place ici : le journalisme dans son récit, comme d'habitude, n'a pas dit un mot de vrai, mais son intention est bonne au fond, sinon dans la forme, il plane un peu dans les nuages et il faut avoir de bonnes lunettes pour l'y suivre. Il est un peu apocalyptique avec ses bêtes ! Mais il y en a tant en ce monde ! Enfin c'est un conte, une fable qu'il a voulu vous faire et qui se résume ainsi : Vos animaux vous sont plus chers que vos proches et vous portez plus de soins à les préserver des maladies courantes, puisque vous savez les écarter des épizooties : Comprenez-vous l'apologue ?

Voici maintenant qui est de la *Gazette des Hôpitaux :* Dans un autre journal, on annonce que dans certaines localités le choléra fait de nombreuses victimes parmi les poules. (Ceci regarde plus les ménagères et surtout les filles de basse-cour qui peuvent perdre leur place et leur gagne-pain, que les médecins, car je ne sache pas qu'ils soient tenus à soigner les poules; au reste, dès qu'on voudra s'occuper du bien-être de la famille des gallinacées, créer des hôpitaux, des établissements d'instruction pour les soigner, je demanderai instamment que les susnommées y soient admises, car il y a plus de poules que de coqs en France, et aujourd'hui la raison de la majorité est admise !) il est bien vrai que ces animaux ont présenté plusieurs fois depuis deux ans, et tout récemment encore dans quelques fermes, une affection qui les tuait subitement, et qui, presque constamment, sévissait en même temps sur toute la population de la basse-cour; mais cette affection, qu'on a prise généralement pour une épipoulie, ne ressemblait nullement au choléra, au moins autant qu'on en peut juger par la différence d'organisation; dans tous les cas, il n'y avait point de diarrhée où même aucun trouble apparent du côté du tube digestif. (Le tube digestif, ce sont les boyaux.) De plus, cette épipoulie n'a nullement coïncidée avec l'apparition du choléra dans les lieux où elle s'est manifestée.

De tout cela, il semble résulter que le choléra n'a pas encore été observé chez les animaux domestiques. Cependant un fait qui s'est passé à l'Hôtel-Dieu, tendrait à prouver que les chats sont sujets à cette maladie. Dans la salle de M. Chomel, où l'on a reçu le plus de cholériques, le chat de la religieuse a succombé en quelques heures à une affection que la religieuse, qui a vu un si grand nombre de cas de choléra, a prise pour une véritable maladie cholérique, et que, sur son récit, quelques médecins ont également considérée comme telle. L'animal, sans habitudes vicieuses, bien portant auparavant, a été pris de diarrhée; pas d'érections; son nez et ses lèvres se sont cyanosés; ses yeux sont devenus caves, et enfin il paraissait refroidi. Quand on le mettait dans une étuve où l'on sèche le linge, il paraissait se trouver mieux, et souffrir davantage, au contraire, lorsqu'on l'exposait au froid. Les soins qu'on lui a prodigués ne l'ont pas empêché de succomber très-promptement. (Comme les rats à Marseille.) L'autopsie n'en a point été faite. (C'est bien dommage !)

Encore un emprunt à la *Gazette médicale*, intitulé : *Souvenirs du choléra-morbus en 1832*; c'est M. Herpé qui parle : Je me souviens que chacun dissertait à perte de vue sur cette étrange et fatale maladie (pourquoi étrange et fatale ?)

et ce qui a été écrit à ce sujet formerait à coup sûr une vaste bibliothèque (et puis après ?). On ne saurait croire le nombre de systèmes, de doctrines, d'opinions, d'explications, de vues, d'hypothèses, publié sur le choléra-morbus, et dont on répète quelques-unes à l'occasion de la nouvelle épidémie. En vérité, nous ressemblions et nous ressemblons encore à des aveugles-nés, qui n'hésiteraient pas un instant à parler, à discuter sur les effets et la nature de la lumière, assurant qu'ils n'en parlent que d'après l'expérience, d'après les observations qu'ils ont faites. (Parlez pour vous, Monsieur Herpé, et je vous croirai fermement. Pour moi, je connais aussi bien la nature et les effets du choléra que ceux de la petite vérole.) En y regardant de près (quand on a des yeux pour ne pas voir), avec la plus simple, la plus naïve impartialité, il est facile de voir que, dans l'état actuel de la science (comme vous la connaissez), aucune opinion ne peut être admise sur la nature du choléra et son mode de propagation, tout est pour nous mystère et obscurité. (Je le crois bien, et probablement que dans l'état actuel de votre science la nature de la petite vérole et son mode de propagation ne sont pas pour vous mystères et obscurités ?) Je trouve encore, dans le journal manuscrit dont j'ai parlé, un recueil de faits, en contradiction pour ainsi dire avec toutes les assertions émises (qu'est-ce cela prouve ?), ce que j'appelais une *échelle d'opposition*. (C'est un beau nom de baptême.) Ainsi on disait que le choléra-morbus sévissait dans les endroits malsains (qui *on* ?), je mettais en regard une foule d'endroits insalubres où le choléra s'était à peine montré (et encore parce qu'on l'y avait porté), et des localités réputées très-saines où il avait fait ses ravages. (Et la petite vérole ne fait-elle des ravages que dans les localités insalubres ?)

On citait des professions, comme les tanneurs, les ouvriers de la fabrique de tabac, etc., qui paraissaient alors exempts de la maladie. J'avais mis à côté le nombre des victimes faites dans ces mêmes professions par la maladie. (Vous avez bien fait, cela aurait pu servir de point de repère à un plus sensé.) Je ne sais quel médecin soutint que le chlore était un moyen préservatif infaillible (ce quidam que vous appelez médecin était probablement teinturier, il croyait que le choléra était une couleur, et comme le chlore les détruit presque toutes, il pensait qu'il détruirait aussi celle-là; son raisonnement, comme vous voyez, chimiatriquement parlant, était assez serré, comme la poignée au sas de l'autre). J'allai aux informations, et j'appris que beaucoup d'ouvriers de cette substance avaient été atteints, et qu'il y avait un grand nombre de victimes dans les maisons infectées de chlore. Selon l'opinion de quelques-uns (opinion fausse), pas un ivrogne n'échappait à la maladie, et je fis voir qu'il y en avait au contraire une énorme quantité qui la bravait impunément. Il en a été de même pour les âges; si l'on citait des épidémies de choléra où les enfants étaient épargnés, il n'était pas difficile d'en trouver où les enfants avaient été les plus nombreuses victimes. On a dit que les terrains d'alluvion, surtout humides, étaient les plus exposés au choléra-morbus (et puis quand cela serait, les jetteriez-vous à l'eau?). Eh bien ! on l'a vu régner avec fureur dans certaines contrées très-arides de la Perse et de l'Arabie. (L'un n'empêche pas l'autre, au contraire.) En Hollande, pays entièrement formé de terrains d'alluvion, la maladie n'a pas fait plus de ravages qu'en Norwége, pays montagneux et souvent granitique. On ne finirait pas si l'on voulait rapporter tout ce qui étonne, tout ce qui déconcerte, tout ce qui ôte le droit d'avoir une opinion probable, quelconque, sur le choléra asiatique (que vous soyez étonné, ahuri, cela regarde votre système nerveux mal disposé; mais qu'importe au monde que vous ayez une opinion quelconque sur le choléra asiatique ?).

Je me souviens qu'en 1832, à l'affreuse maladie qui consternait les populations, s'ajouta, comme de raison, la plaie du charlatanisme, un de ces fléaux que Moïse a oublié parmi ceux dont il frappa la terre d'Égypte. De toutes parts surgissaient des médicastres, annonçant des remèdes certains, infaillibles, *souverains* contre le choléra-morbus, et le public, toujours dupe, toujours victime, poussé par la crainte et l'espérance, ces deux fortes anses du cœur humain, ne manquait pas d'accourir avec sa crédulité ordinaire. Comme les médecins sont sans union, sans force, sans *esprit de vie professionnelle* (votre article ne leur en donnera pas), les empiriques, rusés, audacieux, firent une large moisson, tandis que les vrais médecins-n'eurent pour récompense que le sentiment d'avoir fait leur devoir, sentiment très-pur, très-louable, mais avec lequel, comme le disait naïvement un charlatan, on reste sous le poids et l'opprobre de la pauvreté.

Je me souviens encore qu'aux remèdes souverains vantés de tous côtés contre le choléra-morbus, se joignirent les préservatifs infaillibles ; or, Dieu sait le nombre qu'on en publiait. Ce fut alors le triomphe du camphre, et je sais des personnes qui en mirent dans leurs aliments ; puis vint le chlore ; mais son règne ne fut pas long, car il infectait et rien n'a démontré sa faculté préservative (il n'en a qu'une, destructive des couleurs). Quant aux moyens hygiéniques (ah oui ! parlons-en), toujours les meilleurs (à votre avis), sans avoir une certitude positive (vous entendez, simples mortels), on les préconisa avec raison et avec succès (et où je prie ? C'est un leurre dit honnête, qu'on emploie quand on ne sait pas que faire, et qui aurait autant de raison d'être, autant de succès dans la petite vérole.) Au-moins avaient-ils deux avantages marqués : de maintenir l'économie dans une bonne disposition, de rassurer l'esprit (quand il y a foi) en lui donnant de la confiance et de la force.

Comme de raison, on (qui on ?) voulut des principes présentés avec cette précision, cette brièveté qui les implantent et les fixent dans l'imagination. Chacun présenta sa méthode ou sa formule (pourquoi pas ? la mienne est bien simple : il faut que le choléra soit soumis au vote universel, c'est le seul moyen aujourd'hui de se tirer honnêtement de toute difficulté) ; je hasardai la mienne, qui fut acceptée avec bienveillance (par qui ?). Elle a au moins le mérite d'être courte (et peu claire ?) ; je recommandai donc :

Quarante doses de chaleur (et où les prendre, Monsieur, s'il vous plaît, faut-il aller au Sénégal ou à Cayenne ?), *cinq* doses de propreté (où cela se trouve-t-il, est-ce les ablutions mahométanes amplifiées que vous nous indiquez ?), *une* dose de sobriété, *une* dose d'activité, *une* dose de bon sommeil (combien la vendez-vous ?), *une* dose de nourriture saine, *une* dose d'air pur (quand toute l'atmosphère est viciée, à votre dire), et *cinquante* doses de tranquillité d'esprit (autant mettre quarante-neuf, Monsieur, en retranchant *une* dose d'activité que vous avez mise plus haut et qui se trouve ainsi neutralisée ; au reste cela ferait toujours un peu d'économie). Les cent parties réunies forment le grand tout anticholérique par excellence à servir aux ânes !

Aujourd'hui le choléra-morbus a éclaté de nouveau dans la capitale. Oh ! c'est bien la même maladie, avec son cortége de symptômes violents et rapidement mortels ; on peut encore vérifier le proverbe caractéristique et sinistre de là côte de Coromandel : *vomir et mourir.* On reconnaît ce *facies cholerica* si effrayant, et qu'on oublie jamais, quand on l'a vu une fois. Cependant le monstre indien n'a plus les mêmes proportions dans sa propagation (c'est l'effet de l'âge, ou de quelque infirmité à lui survenue) ; nous comptons maintenant les victimes par centaine, et dans le même espace de temps nous les comptions autrefois par mille. A quoi tient cette énorme différence ? (à sa vieillesse.) L'agent inconnu n'a-t-il plus la même intensité virtuelle ? (question oiseuse, s'il en fut) ou bien trouve-t-il de la résistance dans l'hygiène publique améliorée ? (Ah ! bien oui, en voilà une bonne !) C'est une grande question, mais qui paraît insoluble. Au reste, tout est question sur cette bizarre et fatale maladie (parce qu'on le veut bien, et ce qu'il y a de plus hypocrite, c'est de sembler s'en désoler). Les observations abondent, et le *fait générateur* nous manque. (Et qu'importe ?) Il est impossible d'établir la notion corrélative de la cause aux effets ; aussi en sommes-nous réduits à combattre les symptômes (si vous saviez bien le faire, au moins !), et nous éprouvons de fréquents revers. (Ce n'est pas étonnant !) Peut-être le temps nous révélera-t-il ce que nous cherchons avec tant de *peine et d'affliction d'esprit.* (C'est inutile, ne comptez pas là-dessus, et faites comme vous dites, défiez-vous de vos lumières, elles ressemblent à des torchés funéraires.)

Ce que parler veut dire. D'après une lettre d'un médecin de Dunkerque, adressée à l'Académie de médecine, dit le *Constitutionnel,* nous avions annoncé l'apparition du choléra - morbus à Dunkerque. M. Mallet, maire de cette ville, nous écrit que les cas observés, qui ont été peu nombreux (comme nous l'avons dit), ont été « généralement déterminés par l'intempérance, surtout par ingestion immodérée des poissons huileux, qui rendait plus dangereuse une atmotsphère depuis quelque temps humide et lourde; ils n'auraient offert le caractère du choléra épidémique ni au conseil de salubrité de l'arrondissement, ni à la commission sanitaire de la ville. » Du 2 au 6 de ce mois, le vent ayant rendu l'air sec et léger, aucune affection cholérique n'aurait été signalée. Dans l'opinion de M. le maire, le choléra épidémique ne saurait donc être considéré comme existant à Dunkerque. Nous sommes heureux d'enregistrer cette réclamation. La suite a prouvé que ce démenti officiel valait une affirmation, il est donc équivalent à deux négations latines, d'après Lhomond.

Cependant l'administration, émue des faits signalés — le nombre des cas de choléra s'élevait, disait-on, à trente jusqu'au 3 novembre, — a envoyé M. le docteur Magendie, président du conseil d'hygiène publique, à Dunkerque, pour les constater (*sic*). M. le préfet du Nord vient de rendre public les résultats de cette mission, dans la lettre suivante, adressée aux journaux de Lille.

« Lille, le 8 novembre 1848.

« Citoyen (dans ce temps-là les journaux l'étaient), je m'empresse de vous informer que le docteur Magendie, qui avait été envoyé à Dunkerque par les soins de M. le ministre de l'agriculture et du commerce, vient de donner les renseignements les plus satisfaisants sur l'état sanitaire de cet arrondissement. (C'est magnifique, il n'y a que le choléra.)

« Quelques cas isolés de choléra ont été, à la vérité, constatés à Dunkerque; mais la maladie a complètement disparu depuis quelques jours; elle n'a d'ailleurs jamais eu un caractère épidémique. (C'est ainsi qu'avec une menterie de bon aloi on guérit?)

« Il règne à Bourbourg une cholérine qui a fait quelques victimes. Cette affection n'a point de rapport avec le choléra asiatique, et elle n'a non plus aucun caractère épidémique. » (Les médecins qui ont déclaré le contraire se sont trompés, ils n'ont pas vu aussi bien que moi.) (Il me paraît qu'après cela on peut bien ajouter : deux démentis positifs valent au moins deux affirmations ! Il suffit de dire : il n'y a pas de choléra, le choléra n'existe pas à tel endroit, à telle minute pour qu'il n'existe nulle part; je vous conseille de recourir à cette recette, on l'a pour rien?)

Sautons au choléra de 1854 ou plutôt aux traitements relatés par la *Gazette des Hôpitaux* et reproduite par *l'Abeille* : « Nous n'avons pas appris jusqu'à présent qu'aucun moyen nouveau ait été mis en usage, qu'aucune méthode nouvelle ait été instituée ou seulement essayée. La thérapeutique du choléra en est aujourd'hui exactement au même point où elle était restée à la fin de l'épidémie de 1849; et si l'on se rappelle, les moyens employés à cette époque ne différaient guères de ceux qui avaient été le plus généralement adoptés à la fin de l'épidémie de 1832, de sorte que dans l'aperçu qui va suivre on trouvera nécessairement beaucoup de répétitions et de réminiscences.

A l'hôpital de la Charité, M. Rayer a à sa disposition deux ordres de moyens appropriés aux deux phases principales de la maladie. Dès le début, avant que la période algide et cyanique soit établie, lorsqu'il n'existe encore que des vomissements, des selles et des crampes, il a recours aux ventouses scarifiées sur la région épigastrique et sur les parois abdominales, et aux opiacés. Les ventouses scarifiées sont répétées à plusieurs reprises, autant que l'exige, d'une part, la persistance des vomissements contre lesquels elles sont principalement dirigées, et que le permet, d'autre part, l'état de la circulation. Elles sont abandonnées dès que le pouls commence à s'affaiblir et que la cyanose annonce l'arrêt de la circulation. Quant aux opiacés, c'est principalement le laudanum à haute dose qui est administré, tant en potion qu'en lavement. Dans la période algide, les moyens de réchauffement, les sinapismes et les boissons chaudes, stimulantes, alcoolisées constituent à peu près tout le traitement.

Celui de M. Cruveilhier consiste également en deux ordres de moyens, mais qui sont employés simultanément et non successivement, quelle que soit d'ailleurs la période de la maladie, sauf, bien entendu, la graduation de ces moyens proportionnée à l'intensité des cas. Ces moyens sont internes et externes. A l'intérieur, il prescrit des boissons fortement stimulantes, auxquelles il joint les opiacés : c'est du punch, ce sont de fortes infusions de menthe, auxquelles il fait additionner une assez forte dose de laudanum ; à l'extérieur, c'est un large vésicatoire sur la région précordiale et sur la région épigastrique, et des sinapismes promenés sur tous les membres.

Dans le cas unique que M. Andral a eu à traiter, il a employé le punch et les sinapismes.

M. Piorry, on le sait, a une confiance aveugle dans le renouvellement fréquent de l'air autour des malades. Nous n'avons pas encore eu l'occasion de constater les effets de ce traitement.

M. Briquet, dans le petit nombre de cas qu'il a eu à traiter jusqu'ici, ne paraît pas non plus avoir changé la méthode qu'il mettait en usage lors de la dernière épidémie, la base de son traitement, si ce n'est pas son traitement tout entier, consiste dans l'emploi *largâ manu* du laudanum ; en potion, soixante gouttes dans un julep, laudanum en lavement ; des quarts de lavement avec huit gouttes de laudanum chaque, répétés fréquemment ; des frictions avec un liniement fortement laudanisé. C'est, comme on le voit, un traitement essentiellement narcotique.

Tels sont, à peu de choses près, les traitements usités jusqu'à présent à la Charité. (Avis aux amateurs !) (Eh bien ! là : je ne sais pas trop à quoi sert la science ? les sages-femmes aussi prescrivent *l'eau d'âonn* à tors et à travers !) Il faut pourtant faire une exception pour les ventouses ; physiologiquement parlant, on ne savait pas jusqu'ici qu'elles avaient la propriété d'entraver les vomissements ; d'aucuns prétendraient encore aujourd'hui même que, si cela était, ce ne serait qu'un fait empirique. (Est-ce que nos grands médecins seraient empiriques sans le savoir ?)

Le mien ami me souffle à l'oreille de revenir sur mes pas et de vous redire ce qui lui est arrivé en 1849 ; je crois devoir le faire, sinon pour votre instruction au moins pour sa satisfaction.

« C'était à une époque d'émotions populaires ; les esprits

travaillaient et étaient travaillés; depuis un certain temps déjà, la clientèle était absente, il lui fallut fuir Paris et aller se réfugier dans une localité qui, en terme administratif, s'appelle chef-lieu de canton, en géographie Saint-Julien-du-Sault, déjà célèbre par son choléra de 1832 (qui avait produit plus 12,000 francs de casuel). Arrivé là vers la mi-août, il fut réclamé trois jours après pour donner des soins à une jeune femme de tourneur qui avait, disaient les sœurs, un accès nerveux, elle avait perdu en deux jours, il y avait moins de quinze jours, ses deux enfants; elle se tordait, étouffait, le pouls était petit et vif, les crises rapprochées, toutes les cinq ou six minutes, des cris au commencement : Je vais mourir! allez chercher mon père : une médication fut instituée, elle guérit en cinq à six jours; ce n'était rien... que le choléra qu'elle avait attrapée de ses enfants. Mais ses enfants, où l'avaient-ils pris ? peut-être à Verlin, aux Marinières ?

Nouveau venu, il crut devoir faire une visite aux autorités locales, judiciaires et va d'abord chez le suppléant, annonce le motif de sa visite et la conversation tombe aussitôt sur la maladie dont on lui dit qu'il y a eu quelques cas depuis l'Ascension; et la question à brûle-pourpoint, la croyez-vous contagieuse ? lui est aussitôt posée, — *pas plus que la petite vérole*, fut la réponse. — Oh ! n'allez pas le dire, on vous ferait un mauvais parti. En sortant de là, il entre chez celui qui n'était pas suppléant; même question lui est faite, même réponse : Oh! n'allez pas le dire, on vous tuerait. D'après cette concordance de vue et de langage, il paraît qu'il n'est pas toujours bon de dire la vérité au peuple.

Pourtant, quelques jours plus tard, chez un client bien posé, en présence de sa femme, qui en avait une peur terrible, la même question lui fut encore posée, et la même réponse fut faite. Oh bien ! si c'est cela, je n'ai pas peur, dit la femme, à preuve, nous étions sept enfants, nous avons tous eu la petite vérole, c'est notre mère qui nous a tous soignés, et elle ne l'a pas attrappée. Qu'en dites-vous, citoyen ?

Il y eut six semaines de répit, sauf quelques fièvres intermittentes, quelques fièvres vermineuses, et sept à huit cas de charbon; mais à la septième, c'était après une foire, tout pour un beau jour, il eut trois cas très-graves et très-caractérisés, l'une succomba à sept heures du matin, il avait été appelé à minuit, et les deux autres guérirent : ce n'était plus le choléra, disaient les bonnes gens du pays, car, en 1832, il n'en échappait pas un, on avait beau saigner, tout faire, rien n'y faisait, tous mouraient ; c'est une mauvaise fièvre qui court. Nous avons oublié de dire que Saint-Julien était situé dans une vallée qui court du levant au couchant ou réciproquement, près de l'Yonne, et que Villevaliers, qui est situé à trois kilomètres, à l'orient, sur la rive droite de la même rivière, est un relai de poste traversé par une grande route, bien entendu, n'a eu de choléra ni en 1832, ni en 1849, ni en 1854 ; que les gens de ce village, en 1832, croyant avoir le droit de se protéger contre l'épidémie en empêchant toute communication avec le pays infecté, furent contraints par l'autorité départementale à laisser le passage libre.

L'épidémie pourtant continuait sa marche, tantôt sous sa forme propre, tantôt sous celle de cholérine, de dyssenterie, de suette. Une quinzaine après, appelé à minuit auprès d'un enfant d'un boucher, il y resta jusqu'à trois heures du matin pour voir le monstre serrer, étreindre, étouffer cet innocent comme un pigeon, ce qui lui fit conclure que c'était les crampes qui tuaient les malades dans un certain nombre de cas. Rentré à trois, il se couche et ne peut dormir, il sent sa figure enveloppée comme dans un réseau de toiles d'araignée, il passe sa main dessus et ne trouve rien, puis un peu après, du côté droit, partent successivement comme trois fils de sensation approchant de la douleur et allant se terminer à l'épigastre, lesquelles sont suivies de deux autres de même nature, mais moins longues, partant de la rate ou de la pointe du cœur et allant également se terminer à l'appendice xiphoïde ; il se croit pris du choléra, saute du lit ; avale deux doses de son préservatif, se fait faire deux bonnes tasses d'infusion aromatique qu'il prend très chaudes et se blottit dans son lit, dans la position intra-utérine, attendant la sueur, qui arrive bientôt et persiste deux heures, il est sauvé ! il se lève, mange un beafteck arrosé de deux verres de vin et suivi d'une tasse de café noir (il était six heures), et s'en va voir ses malades : jusqu'à midi il eut la tête un peu lourde et dix-huit heures après, entre deux selles très dures, il en eut une liquide comme de l'eau, ce qui le convainquit que réellement il avait eu le choléra. Il met ici son secret, mais ne le donne pas, il entend que tous ceux qui en profiteront le lui paye par mon entremise et selon leurs facultés.

Plus tard encore, il est appelé pour la femme du sourd, à Vauguilain, hameau de Saint-Julien ; il fait difficulté d'y aller, parce qu'il sait d'avance que c'est un mauvais cas, l'ayant soigné auparavant pour une fièvre intermittente et connaissant la ladrerie de son mari ; il y va pourtant ; il était cinq heures du soir, c'était un cas type ; une de ses parentes de Thèmes vint la voir à six heures, elle emporte son linge sale et meurt dans la même soirée ; celle-ci n'expire qu'à onze heures, le lendemain. Trois jours après, c'était le tour du mari ; il substitue sa médecine à celle qui lui était prescrite et avale au moins quinze litres d'eau froide pendant la nuit ; à neuf heures, il n'était plus. A Thèmes, hameau de Cézy, à quatre kilomètres sud-est de Saint-Julien, en une semaine, il y eut sept victimes, une par jour, dans la famille de la femme dont il vient d'être question. Appelé pour voir expirer la septième à quatre heures du matin, il était mort à six ; il donna ses soins à la femme, qui était aussi atteinte et qui échappa ; quelques jours après, c'était le lendemain d'un orage, à quelques lieues dans la direction du sud-est, il eut onze cas du même jour, dans un hameau de moins de cinquante feux ; la première, où il fut appelé en passant, était une femme dans la cinquantaine au moins ; elle était sur son lit, habillée, le derrière en l'air, appuyée sur ses genoux et sur ses coudes, se tortillant et criant miséricorde, au point de ne pouvoir répondre aux questions ; les assistants disent qu'il n'y a qu'une heure qu'elle est comme cela ; qu'elle s'était habillée pour aller au champ, et que ça l'avait pris tout à coup ; il n'y avait ni vomissements, ni déjections alvines ; c'était un choléra sec. Une tasse de café noir, additionnée d'un gramme de sulfate de quinine, est prescrite et administrée ; d'autres malades réclament des soins ; elle est délaissée pour deux heures seulement.

Au retour, même état; pas d'évacuations, pas de rémission aux souffrances, nulle indice de l'action du médicament; la dose est redoublée sans plus de résultat, et la malade expire à onze, après quatre heures d'arrêt au lit. Il est à présumer que, dans ce cas, il n'y a pas eu absorption du médicament, pas même du véhicule.

En résumé, dans cent trente-et-un cas de choléra divers que le mien ami eut à traiter dans cette épidémie, tant à Saint-Julien qu'à Thèmes et aux Marinières, il y eut douze décès, dont trois enfants, trois par la forme dyssentérique, un poitrinaire au troisième degré, deux choléras dits secs, et trois de choléra franc. De ces derniers, deux de leur faute; le sourd et une jeune fille de Thèmes, de la faute de son père, qui interrompit la médication le premier jour, prétendant que ce n'était pas le choléra que sa fille avait. Ils veulent être trop savants quelquefois ceux qui sont chargés de soigner les malades !

Je vois sourdre une objection plus spécieuse que sérieuse et qui peut se formuler ainsi : « Pourquoi donc le possesseur d'une méthode aussi sûre ne la fait-il pas connaître? Pourquoi ne guérit-il pas tout le monde, ou plutôt, pourquoi n'empêche-t-il pas tout le monde d'avoir le choléra ? » Pourquoi? la raison en est bien simple; s'il publiait sa méthode, elle serait confondue avec toutes les autres déjà si nombreuses, et vous vous en occuperiez aussi peu que de toutes celles qui ont paru; vous ne la distingueriez pas des mauvaises, ce serait donc argent perdu pour lui en pure perte. Mais, direz-vous, il y a un prix de cent mille francs? et s'il n'y croit pas? ou plutôt, s'il ne croit pas à l'impartialité du tribunal? D'ailleurs, il faut le demander ce prix, et s'il est un peu fier, s'il ne veut pas être mendiant pour cent mille francs? Autre raison, est-ce que c'est la valeur d'un tel secret? vous le posséderiez vous-même, le donneriez-vous à ce prix?

Je suppose que cette méthode soit acceptée, je ne veux pas dire par les corps savants, ils ne pourraient s'abaisser à cela; mais seulement par la majorité de la plèbe médicale, ce serait quelque chose, assurément, mais d'insuffisant, en ce sens qu'elle entraînerait le restant à la remorque; mais pendant ce temps l'épidémie aurait passée; ce qui prouve une fois de plus, qu'en temps d'épidémie chacun doit être son médecin, ou se mettre à même de l'être pour ce cas, Voyez le sort de la méthode de Jenner, après cent ans, elle est encore contestée? Qu'a-t-il donc fait ce Jenner? il a tout bonnement inventé où vulgarisé la vaccine, préservatif bestial d'une maladie épidémique et contagieuse (comme le choléra), qui avait nom petite vérole, et qui vous défigurait bel et bien, quand elle ne vous tuait pas : c'était horrible ! Et quel récompense a-t-il eu ? de son vivant, il a été hué, bafoué, expulsé, traité de charlatan ; après sa mort, on lui a élevé une statue (de son vivant cela aurait pu lui faire belle jambe); mais après sa mort ! Est-ce que les statues seraient devenues des monuments expiatoires ?

On est en progrès, dit-on, aussi chacun a-t-il le droit de s'imprégner de miasmes épidémiques circonvoisins, de virus contagieux, tels que ceux du choléra, de la vérole petite ou grosse, le tout à volonté ou par ignorance; d'autre part, il jouit individuellement du privilége de s'en préserver s'il a un moyen connu et à sa portée ; c'est comme on voit encore une raison qui veut que chacun soit son médecin en temps d'épidémie ou de maladie contagieuse.

Il est facile à celui qui possède le secret ou les moyens de guérir le choléra de dire pourquoi il ne guérit pas tout le monde; c'est la même raison que donnerait un peintre, un tailleur, un cordonnier; un seul ne suffit pas pour peindre, habiller, chausser tout le monde, il ne peut le faire qu'à ceux qui s'adressent à lui, et qui lui offrent des garanties suffisantes ; le médecin n'est pas plus chargé de la santé publique que le maçon de l'habitation de chacun, que le cordonnier de la chaussure de tout le monde. Et celui qui possède un ou plusieurs préservatifs est-il tenu de les faire connaître? Est-il tenu de les fourrer au monde malgré lui? Non, assurément ; en vertu de sa liberté que vous ne pouvez pas plus lui contester que lui la vôtre, il peut le faire, comme il est permis à celui qui a, de donner à celui qui n'a pas, encore faut-il que sa main droite ne sache pas ce que donne sa gauche.

Une petite digression sur les préservatifs ne sera pas déplacée ici : et d'abord qu'est-ce qu'un préservatif? c'est tout ce qui peut vous préserver d'une maladie qui se communique, qui se gagne; il en est peu d'absolu, la plupart ne sont que relatifs et temporaires; exemple : la vaccine préserve de la variole, mais pour un temps seulement, et à condition que vous ne commettiez pas d'imprudence en soignant les varioleux. Il est presque brutal, c'est-à-dire qu'il agit indépendamment de la volonté de celui à qui il est appliqué et n'a d'action que contre la variole, tandis que le mithridate, préservatif ancien des pestes, doit être pris tous les matins tant que dure l'épidémie. Ceux du choléra lui ressemblent.

On peut ranger les préservatifs en différents groupes ou classes : les préservatifs conseils, les préservatifs niais, les préservatifs amulettes, les préservatifs vindicatifs, les préservatifs hors ligne; mais tous doivent être bon marché : c'est de la marchandise au rabais. Les préservatifs-conseils sont ceux qui se donnent le plus volontiers. Pierre en donne à Paul, Paul à Jean, etc. : *Vana locuti sunt unusquisque ad proximum suum.* En voici un notable à un autre point de vue, il a été chanté à la tribune académique, je crois :

> « Surtout ne vois pas Marguerite,
> « Du choléra tu seras quitte. »

Pris au sens restreint, il n'est que bouffon : qu'importe, en effet, que deux ou trois cents maris-Marguerite les fassent jeûner quelques mois, tout en manquant à leurs serments conjugaux? Pris dans le sens général, il devient anti-social, anarchique, destructeur des empires et peut-être du genre humain; car enfin, il interdit tout rapport entre homme et femme capables, et rompt par conséquent tous liens sociaux, il suit de là aussi que dans vingt ans il n'y aurait pas un conscrit, et les pays qui recrutent leurs forces agissantes par ce procédé pourraient bien s'affaisser, ou avoir le sort d'Aurélien Ier. L'interdiction n'étant pas limitée, devra persister indéfiniment, d'où destruction assurée du genre humain faute de reproduction, à moins que l'on y supplée par la méthode de Spalanzani ou celle plus ancienne, mais plus convenable, de Deucalion et Pyra. Tout égrillard qu'il paraît, ce conseil indique au genre humain le suicide comme

moyen d'échapper au choléra ! C'est curieux. Mais les autres
ne le sont pas moins; en voici un du genre niais, c'était à
Vallon, six kilomètres d'Auxerre, aux approches d'une épidémie, « un rusé de l'endroit est rencontré de grand matin
une pioche sur l'épaule. — Où vas-tu comme ça ? — Hé
mais, arracher ce poirier (il n'a pas dit ce vieux poirier) à
tel endroit, vous ne savez donc pas que c'est les arbres
fruitiers qui causent le choléra ? c'est M. le médecin,
qui l'a dit. » L'alarme est donnée, chacun court à la
cognée pour abattre ses arbres à fruits jeunes et vieux, cette
espèce de contagion gagna les deux villages voisins. On res-
tait dans les limites du droit. Ce médecin avait-il un jardin
fruitier à faire prospérer ? c'est probable. Voilà une déduc-
tion des fruits cholérifères ! Elle n'est que risible.

Les spécifiques-amulettes sont de date plus ancienne,
mais pas moins drôles; les rosaires, les scapulaires, les ci-
lices en crin, remplacés aujourd'hui par les ceintures en
flanelles moins chatouillantes que les précédents, mais plus
appropriés aux mœurs actuelles, au progrès de la civilisa-
tion; les emplâtres. Celui de poix de Bourgogne sur le pu-
bis et au-dessous, rentre dans la classe des vindicatifs,
surtout pour le sexe pubère. Un assez curieux de ce genre
mérite attention : le pseudo-médecin Lachinasyorski, un
menteur fieffé, il ment même en vous disant son nom, qui,
à la vue d'une fiole remplie d'un liquide faussement ambré,
comme de la petite bière, vous dit imperturbablement ce
que vous avez, comme ce que vous n'avez pas, mais que
vous méritez d'avoir, est consulté par un finot, son voisin;
mais il lui faut, à ce finot, pour une mauvaise maladie qui
court, quelque chose qui ne soit pas cher. Mon ami, dit-il
(ses clients sont tous ses amis), mon ami, j'ai votre affaire;
loin d'être coûteux, c'est profitable; mais je veux le secret !
— Je le jure, dit le consultant. « Vous *re*mangerez tous les
matins gros comme une noix, et tant que vous ferez cela,
vous n'aurez pas la maladie. » Allez ! S'il avait su lire, on
pourrait l'accuser d'avoir fait un emprunt aux remèdes de
Madame Fouquet. Je cite : un souverain remède (pour se
préserver de la peste), et duquel se servait un charitable
ecclésiastique, qui visitait et servait les pestiférés, est de

boire tous les matins à jeun un verre de sa propre urine dans lequel on aura délayé gros comme une noix d'excré- ment humain. Il en faut pour tous les goûts ! et vive la li- berté !

Il n'y a donc pas de préservatifs au choléra? Je n'ai pas dit cela, au contraire, mais ils ne doivent pas avoir le par- fum des précédents. J'en ai cité un excellent en commen- çant; mais tout le monde ne peut pas quitter la localité in- fectée. Et que faites-vous donc en quittant le lieu infecté? Vous vous isolez ! Hé bien ! faites de même sur place. Voyez comment font les curés, les médecins instruits, je ne dis pas les médecins de fabrique exprès pour la circonstance; nourrissez-vous comme d'habitude, un peu mieux même, s'il est possible; couvrez-vous convenablement, selon l'âge et la saison; évitez toute fatigue extrême, toute préoccupa- tion excessive, et vous aurez déjà une certaine somme de préservatifs utiles, mais peut-être encore insuffisants; c'est ce qu'on appelle préservatifs hygiéniques.

Nous pourrions vous dire, comme règle souveraine de préservation, ne respirez que de l'air pur, et vous n'aurez pas le choléra. C'est par la respiration que la maladie vous vient ! et plus vous respirez d'air miasmatique, contagieux, cholérique, plus l'attaque sera prompte ou violente. Donc, si vous ne pouvez pas aller respirer de l'air pur où il y en a, essayez de corriger celui que vous êtes obligé de respirer par des parfums ou des gaz respirables ayant la propriété de détruire les miasmes. Ayez devant la bouche et les narines un linge ou une éponge impreignée de vinaigre des quatre voleurs pour filtrer l'air que vous avalez, et le purifier avant qu'il soit en contact avec les muqueuses nasales, buccales et bronchiques. Il est facile de juger que les fumigations aro- matiques rentrent dans les moyens précédents, et peuvent contribuer à assainir l'air, conséquemment à préserver. Toute substance odorante ou émanant dans l'atmosphère des particules, pourvu qu'elle ne soit pas nuisible elle-même, peut encore s'allier au principe contagieux, le mitiger ou le détruire : l'expérience seule peut prononcer là-dessus.

Ainsi, loin de manquer de moyens hygiéniques, nous en avons en surabondance; mais tous sont insuffisants, hors l'isolement : voilà pourquoi vous les voyez prônés en si grande quantité et en si grande variété. Encore une fois, il n'est pas possible au médecin d'empêcher la propagation d'une épidémie, pas plus qu'il n'est possible au banquier d'empêcher une panique, et en poursuivant la comparaison, il n'est pas plus possible aux médecins de secourir tous ceux qui sont atteints par la maladie, qu'il n'est possible aux banquiers de fournir de l'argent à tous ceux qui en ont besoin. C'est à chacun à se pourvoir, à se précautionner comme il peut ou comme il sait. Pour les maladies contagieuses des animaux, les épizooties, il y a des règlements, des moyens de défense généraux et efficaces quand ils sont appliqués à temps, et les autorités veillent à cela comme faisant partie de la fortune générale, d'ailleurs les animaux n'ont pas l'esprit de se garer du danger, ils sont soumis à la volonté de l'homme, et vous, l'êtes-vous ?

Nous terminerons cette analyse de moyens préservatifs par les prophilactiques médicaux, voir ci-après les numéros 1, 2, 3, 4, 5, 6, avec le mode d'administration.

A ceux qui n'auront pas su se préserver, il restera un moyen (à tout péché miséricorde) d'y échapper, ce sera de se guérir, ou de se faire guérir ; et comment? Avant de répondre je vous dirai que dans les épidémies précédentes, il en est guéri 45 à 48 pour 100 dans les hôpitaux ; 64 à 66 pour 100 dans le civil ! D'où vient cette différence ? c'est que dans les hôpitaux, les secours sont moins prompts que dans le civil. Ce qui nous fait voir qu'il faut agir promptement et avant que la maladie ait eu le temps de faire trop de ravages, d'épuiser le malade.

La maladie est insidieuse, ses commencements en prodômes ne font pas soupçonner sa gravité, mais en temps d'épidémie toutes les indispositions se convertissent en la maladie régnante ; il n'y a donc guère à hésiter. Diarrhée, cholérine, suette, etc., ne sont pas le choléra, pas plus qu'un feu de cheminée n'est un incendie, mais cela y conduit. Avez-vous de quoi les guérir ? faite-le de suite, nous mettons à votre disposition les remèdes sous les numéros 7, 8, 9, 10, 11, 12, avec indications suffisantes, nous croyons.

La maladie est-elle arrivée à la période des déjectious par

haut et par bas ? vite une dose ou deux de gouttes impériales numéro 1 puis un évacuant... puis une boisson sudorifique, avec les moyens adjurants pour exciter la sueur et par intervalle de demi en demi-heure ou d'heure en heure, quinze gouttes précitées : les crampes surviennent-elles ? persistez dans la médication jusqu'à réaction (quatre à cinq heures) et ajoutez les frictions excitantes, mais sans interrompre la sueur. Rarement il y arrive de cyanose, lorsque ce traitement a été employé de bonne heure et convenablement ; il guérit quatre-vingt-onze cholériques sur cent, nous en avons l'expérience. La réaction obtenue ainsi, la convalescence est franche et de peu de durée.

Ceux qui ne se trouveront pas suffisamment éclairés pourront soumettre leurs observations par écrit franco (à la pharmacie, rue Rambuteau, 82, à Paris.)

MOYENS PRÉVENTIFS MÉDICAUX

1° **PASTILLES SUBLINGUALES.** 3 fr. la boite.— On en prend une le matin et une avant de sortir qu'on met sous sa langue et qu'on y laisse fondre, ayant soin d'avaler sa salive. On peut réitérer dans la journée ; fort commode pour les voyageurs.

Pour les enfants, ces pastilles peuvent être remplacées par celles de menthe, à la goutte.

2° **POUDRE** pour **ÉLECTUAIRE PRÉVENTIF.** 2 fr. le paquet.—Mêlez cette poudre avec 500 grammes de miel, et prenez-en une demi cuillerée à une cuillerée tous les matins durant l'épidémie. Ne pas attendre que vous soyez malade, les préventifs n'étant que pour empêcher la maladie de se produire.

3° **PILULES MARTIALES** s. n. f. 3 fr. la boite.—Dose : une ou deux tous les matins, tant qu'il y en a. Je dis une pour les personnes faibles, et pendant les huit premiers jours ensuite deux comme pour les personnes fortes et robustes.

4° **ÉLIXIR STOMACHIQUE.** 3 fr. le flacon.—Très agréables et d'une efficacité éprouvée dans les dérangements intestinaux. Dose : une cuillerée répétée deux ou trois fois à quelques moments l'une de l'autre. Il est très avantageux après le repas, quand la digestion est pénible et flatulente.

5° **VINAIGRE ALEXITÈRE.** 2 fr. 50 c. la 1/2 bouteille. — Dose : une cuillerée à jeun tous les matins. Nota : il peut être suppléé pour l'usage extérieur par le vinaigre des quatre voleurs.

6° **CONES FUMANTS** ou **POUDRE FUMIGATOIRE.** 1 fr. 50.—En faire brûler trois ou quatre fois par jour dans les appartements, assez pour purifier l'air. Dans les appartements où il n'y a pas de dorure, on peut les remplacer par une bonne pincée de fleurs de soufre, ou bien quelques branches de genevrier vert ou autres plantes aromatiques.

7° **POTION** contre la **CHOLÉRINE** des enfants :

Prenez : Eau de fleur d'oranger . . . 120 grammes.
    Gomme adragante . . . }
    Sous nitrate de bismuth . }   1   —
    Sirop de coings 30   —

Dose : une demie cuillerée d'heure en heure.

8° **GOUTTES IMPÉRIALES** s. n. f. 1 fr. 50 le flacon.—Dose : comme préservatif excellent, douze à quinze gouttes dans une cuillerée de vin d'Alicante, le matin et dans l'après midi. Comme curatif, quinze à vingt gouttes dans une cuillerée de bon vin et répétée sept à dix minutes après, ensuite toutes les demi-heures, puis toutes les heures en éloignant toujours les doses.

9° **Poudre spécifique** pour les **vomissements**. 1 fr. 50 c. —Le paquet délayé dans un verre de tisane est pris en quatre fois, de sept en sept minutes, au commencement des vomissements. Ce moyen s'allie très-bien avec les gouttes impériales, ainsi que la tisane suivante.

10° **Tisane sudorifique**.— Elle se fait par infusion avec quinze grammes d'espèces sudorifiques pour infusion du *Codex*, et comme le thé; elle doit être prise très-chaude et souvent, chaque tasse sera additionnée d'une cuillerée de rhum. Ainsi administrée et aidée des deux préparations précédentes, elle amène une bonne réaction en quatre ou cinq heures.

11° **Pilules aléxipharmaqúes**. 3 fr. la boîte. — Dose : comme préservatif, une à deux tous les jours; comme curatif, huit à neuf au commencement des vomissements; dose qui peut être répétée le lendemain ou le surlendemain.

12° **Méthode hongroise francísée**. — Prendre d'heure en heure un paquet de poudre hongroise et une pilule dans une tasse chaude d'infusion de camomille, et continuer quatre à cinq jours au besoin. C'est simple et à portée de la campagne.

13° **Poudre anticardialgíque**. — Dose : 4 grammes, dans un œuf frais, contre le mal de cœur.

14° **Liniment excitant**. 5 fr. le flacon. — Pour frictionner le long de l'épine dorsale, la région précordiale et les membres affectés de crampes.

15° **Vin dit de Colombo**. 6 fr. le demi-litre. —Dose : une cuillerée tous les quarts d'heure d'abord, ensuite, toutes les demi-heures, puis toutes les heures. Entremêlez de tasses d'infusion de menthe et camomille chaudes.

16° **Poudre sudorifique**. 2 fr.— a. Prenez : racine d'angélique pulvérisée, six grammes, de six heures en six heures, dans eau de chardon béni.

b. Prenez : racine de carline pulvérisée, six grammes dans un verre de bon vin, et une cuillerée de vinaigre thériacal.

Prenez : camphre, 0, 60 centig.; huile de camomille, trois gouttes; opium, 0, 05 centig ; conserve de rose, q. s. pour un bol, en deux pilules à la fois.

Si nous avons rapporté un certain nombre de formules, ce n'est pas pour vous persuader qu'il faille les employer toutes, loin de là, c'est pour laisser à chacun la faculté de choisir. Nous n'avons pas la prétention de dire même qu'elles soient tous égales en qualité, et nous croyons avoir assez fait connaître celles auxquelles nous donnons la préférence en certains cas. Pour une seule maladie, un seul remède est une simplicité pas moins grande qu'une seule étoffe pour un habillement, qu'une couleur pour la peinture, etc.; c'est de la simplicité. Nous n'avons pas la prétention de guérir tout le monde, mais de faire connaître à qui le voudra d'échapper au moins quatre-vingt-onze fois sur cent aux étreintes du choléra. Et nous ne réclamons pas le prix de 100,000 francs!

Il y a longtemps qu'on abuse de l'humanité dans les fléaux; lisez et méditez la fable du bon Lafontaine : *Les Animaux malades de la peste.*

Quelle différence mettez-vous entre la peste et le choléra? celle qui existe entre deux mots qui ont la même signification, comme entre un chasselas et un raisin, comme une poire et une messire-Jean. D'autre part, il est évident par cet apologue que, chez les animaux, on ne guérit pas la peste même par des atrocités légales; et il nous apparaît que les jugements de cour d'alors ressemblaient furieusement aux jugements du public d'aujourd'hui.

Aide-toi, le ciel t'aidera.

Paris. Imp. Balitout, Questroy et C°, 7, rue Baillif.